Luna y su dolor de piernas

Autora: Helena López

Ilustradora: Sheila Ozuo-omen

Primera edición: agosto 2013

Copyright © 2013 Helena López. Sheila Ozuo-omen

ISBN-10:148489765X
ISBN-13: 978-1484897652

¿Te duelen las piernas, las rodillas, los muslos o los pies?

Querer jugar con tus amig@s o practicar tu deporte favorito, y no poder hacerlo porque te duelen los miembros inferiores, ¡es un rollo!

¿Quieres aprender a quitarte este dolor?

Con este libro de la **Colección Playter**, vas a saber cómo hacerlo.

Pero antes de aprender cómo...

...quiero contarte una historia.

Habíase una vez una niña llamada Luna.

Su mamá era masajista, y le enseñaba cómo quitarse los dolores de su cuerpo con las manos, y con ejercicios que le hacían estirar sus músculos para sentirse llena de energía y bailar.

A Luna le gustaba mucho bailar, era su deporte favorito.

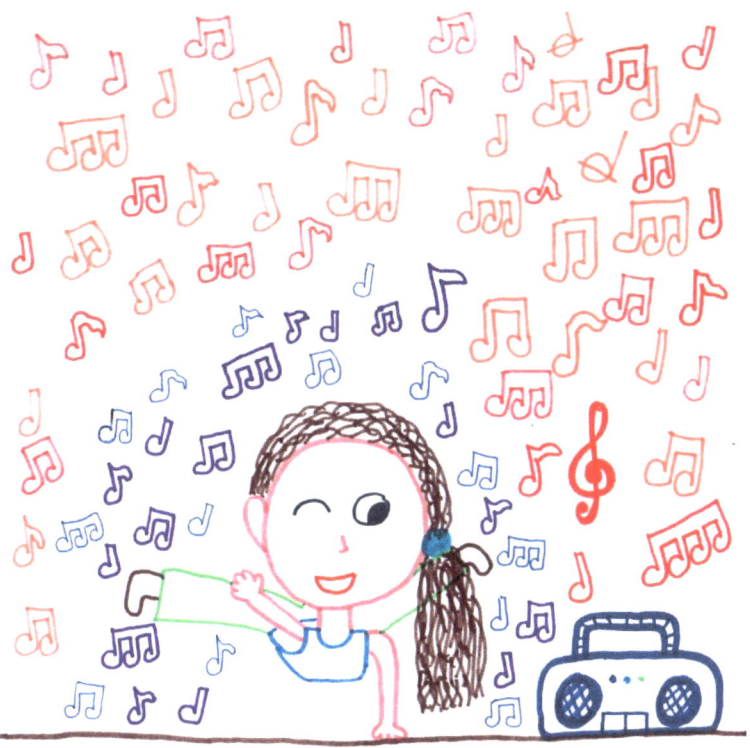

Pero últimamente cada vez que se ponía a bailar, le dolían tanto las piernas que no aguantaba mucho tiempo.

Esto le daba mucha rabia.

Ella era una excelente cantante, todo el día estaba buscando en YouTube vídeos de sus artistas favoritos, para aprenderse las canciones y los bailes. Se pasaba horas y horas delante del espejo cantando y bailando.

Pero desde hace unos días no podía hacer sus bailes favoritos, así que decidió preguntarle a su madre:

- *Mami, ¿por qué me duelen tanto las piernas?*

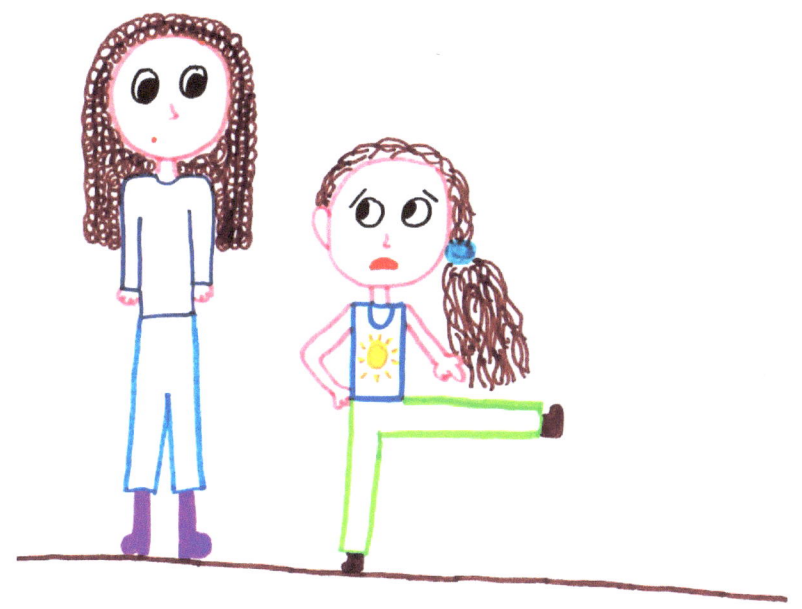

Su madre le contestó:

-Bueno, puede ser porque estás creciendo, o porque has cansado mucho a tus músculos.

-¡Ah! ¿Y los músculos pueden cansarse?

-Por supuesto.

Luna se quedó pensando.

-Mami, ¿por qué nunca me llevas al médico?, ¿y si estoy enferma y por eso me duelen las piernas?

-No te llevo al médico porque estás sana, ¿o acaso no te ves? Estás todo el día feliz y sonriendo, a veces tengo que recordarte que en el mundo hay más cosas que hacer además de bailar y cantar. ¿Para qué tengo que llevarte al médico?

-Porque me duelen las piernas.

-Bueno, entonces necesitas un masaje.

-¡Jolín, todo lo solucionas igual! Si me duele la tripa, me haces un masaje, si me duele la cabeza, otro. Cuando estoy resfriada también masaje, y ahora que me duelen las piernas más masaje. ¿Todo lo solucionas con un masaje?

-Hombre, todo no. ¡Ya me gustaría poder solucionarlo todo con un masaje! Hay cosas que no se solucionan así, pero para los problemillas que han ido apareciendo en tu cuerpo desde que naciste, sí que es válido. Tú misma lo has comprobado, ¿o no?

Luna se quedó pensando otra vez.

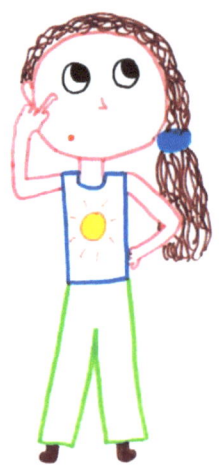

La verdad era que no recordaba pasar
mucho tiempo con dolor en su cuerpo.
Los pocos resfriados que había tenido,
se habían solucionado en 1 o 2 días.
Cuando le dolía la tripa se tumbaba, se
hacía masajes en círculo a lo largo de

todo el abdomen, y así se encontraba mucho mejor.

Pensó que su madre podía tener razón, pero…

-*¿Y por qué a mis compañer@s de clase cuando les duele algo sus madres siempre les llevan al médico? A ell@s no les hacen masajes. Toman pastillas o jarabes, y si les duele el pie o la mano, les ponen unas vendas. A veces también llevan muletas y dicen que no pueden apoyarse ni escribir.*

-Ésa es otra forma de curar. Pero a mí no me gusta y por eso no la aplico. Esto no ocurre en todo el mundo. En algunos países, sí que existe la costumbre de ir al médico, para casi cualquier pequeño problemilla que aparece en el cuerpo de las personas. Son costumbres, igual que en algunos países las mujeres llevan velo y en otros no.

Luna se quedó pensando nuevamente y tras unos minutos de silencio dijo:

-¡Vale! ¿Qué vas a hacer para quitar el dolor de mis piernas?

-Puedo hacerte un masaje, o también puedo enseñarte 7 ejercicios que puedes hacer tú misma para quitarte el dolor. ¿Te apetece aprender?

-Sí- dijo Luna.

-Pues vamos a ello. Coge una toalla y un poco de aceite de almendras dulces.

Luna así lo hizo.

-Lo primero que tienes que hacer, es recordar que para muchos de estos ejercicios necesitas hacer respiración abdominal. Para ello imagina que tu abdomen es un globo. Cuando el globo se llena de aire, se hincha, y cuando lo soltamos, se deshincha. Eso es exactamente lo que va a ocurrir con tu tripa.

Coges aire preferiblemente por la nariz. Mientras estás cogiendo el aire, infla tu tripa. Se tiene que hacer muy grande, lo más grande que puedas.

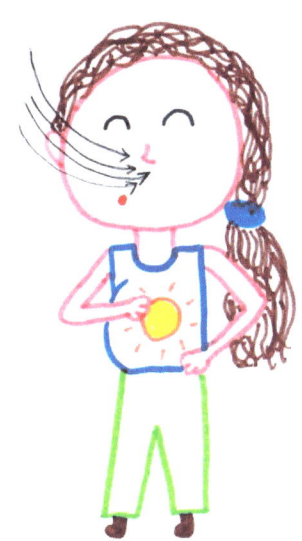

Luego, cuando comiences a soltar el aire,
vas metiendo la tripa hacia dentro, muy
despacito.

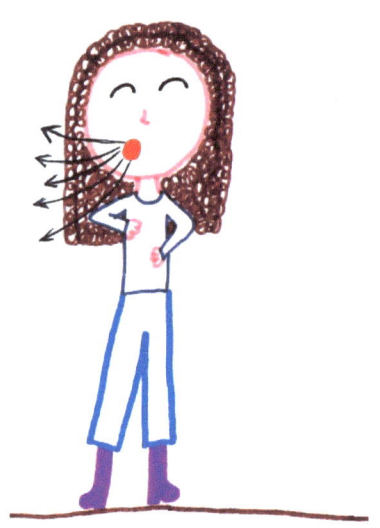

Ahora que has aprendido a hacer la respiración abdominal, vas a compaginarla con los siguientes 7 autoestiramientos:

Autoestiramiento 1

Túmbate en la cama boca arriba, estira y levanta una pierna, mientras enganchas el pie con la toalla. Cuando lo hayas hecho, tira de los extremos de la toalla para estirar los dedos del pie hacia abajo, con el fin de estirar los músculos **isquiotibiales.** Estos músculos están detrás del muslo. Mantén la rodilla lo más extendida que puedas.

 Si al principio no la puedes estirar demasiado, no te preocupes, con la práctica de este ejercicio cada vez la podrás poner más recta.

Respira de forma abdominal unas cuantas veces, hasta que notes como baja la tensión de la zona.
Repite con la otra pierna.

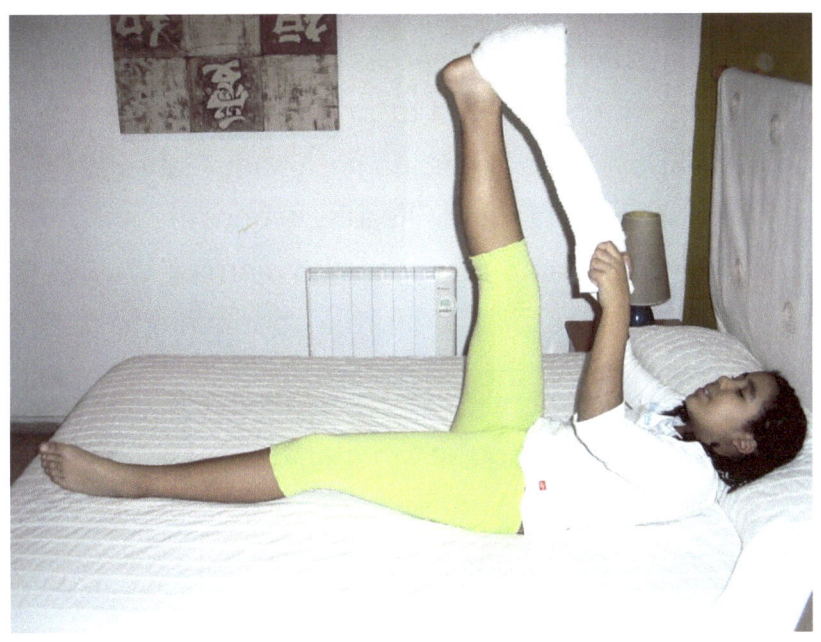

Autoestiramiento 2

Este autoestiramiento también sirve para los **músculos isquiotibiales**. Así que puedes realizar el anterior, este, o puedes optar por realizar los dos. Como tú quieras.

Sentad@ con las piernas juntas y las rodillas extendidas, intenta tocar tus pies con las manos. Si no llegas, no pasa nada. Estira tus manos hasta donde llegues, y quédate ahí agarrando con tus manos las piernas, mientras respiras de forma abdominal hasta que notes como baja la tensión.

Una vez que no sea tan fuerte la sensación de estiramiento-dolor, camina con tus dedos un poquito más en dirección a los pies. Detente cuando vuelvas a sentir que estás al límite. Comienza a respirar otra vez.

Cuando te canses de realizar este estiramiento, vuelve a poner tu espalda recta, de forma suave y gradual. Para ello camina con los dedos de tus manos hacia atrás, mientras te vas incorporando poco a poco.

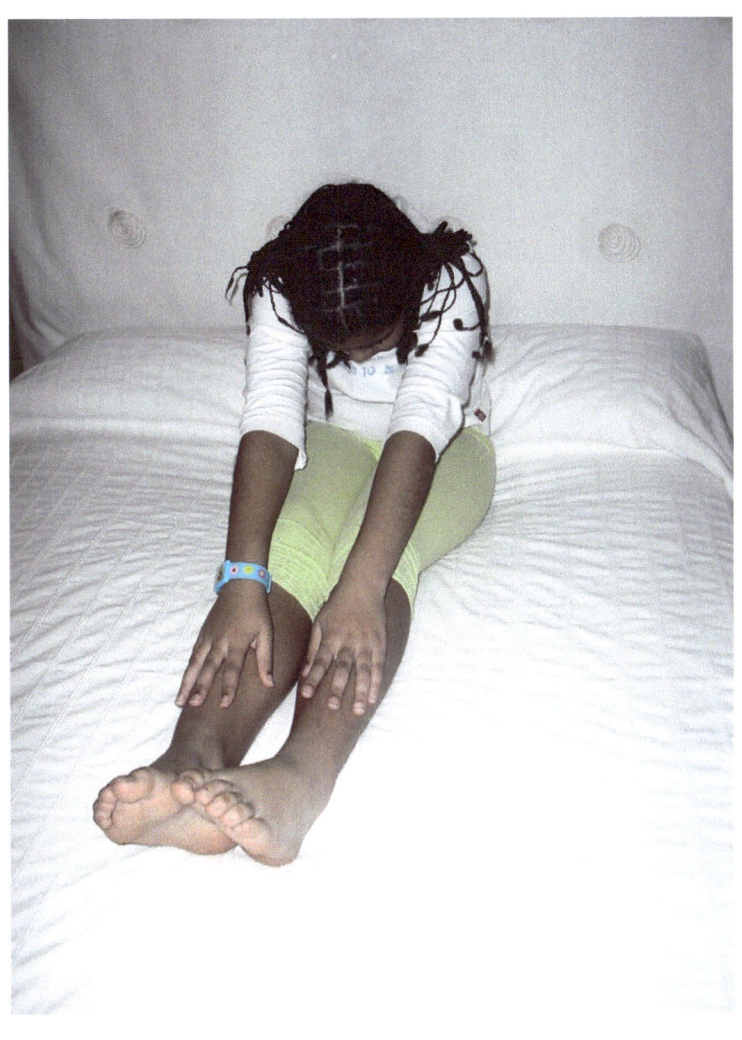

Autoestiramiento 3

Sentad@ con las piernas abiertas y las rodillas extendidas, intenta avanzar hacia delante con las manos.

Al igual que en los ejercicios anteriores, para, cuando llegues a tu límite, y respira hasta que ceda la tensión en los músculos **isquiotibiales** y músculos **adductores,** (los que están en la cara interna de los muslos).

Recuerda que para volver a la postura normal, has de hacerlo despacio.

Camina con tus manos hacia atrás mientras te incorporas, y luego ayúdate de tus manos para juntar nuevamente las piernas.

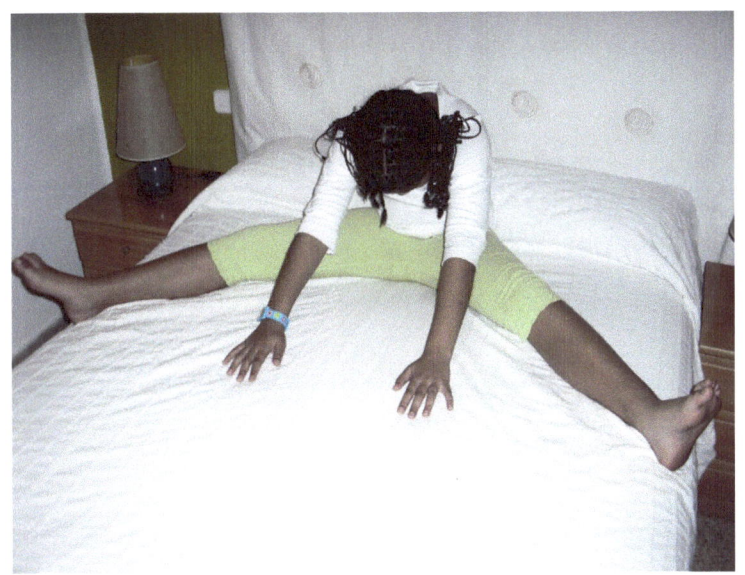

Autoestiramiento 4

Estiramiento de **adductores** (músculos de la cara interna de los muslos).

Sentad@ con las plantas de los pies juntas, acercándolas lo máximo posible al tronco, apoya los antebrazos sobre las rodillas, para ayudarlas a tocar la superficie en la que estás sentad@.

Respira de forma abdominal, respetando los límites de tu cuerpo. Él solo irá cediendo cuanto más te relajes y te concentres en respirar.

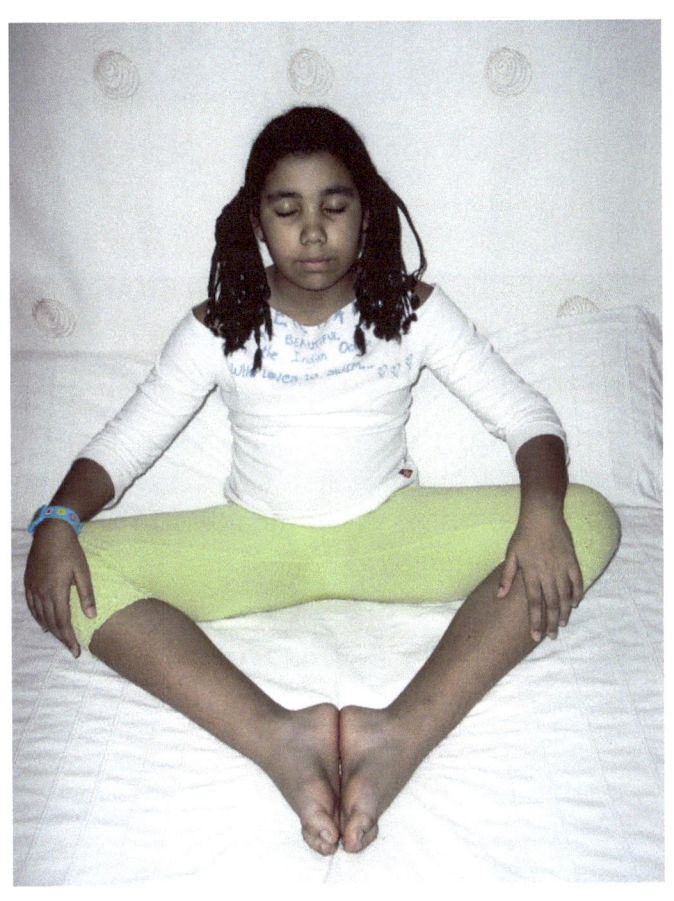

Autoestiramiento 5

Para estirar los **cuádriceps**, músculos situados en la parte delantera de los muslos, nos ponemos de pie, apoyándonos con una mano en la pared.

Flexionamos una pierna hacia atrás, y con la mano libre, sujetamos los dedos de la pierna flexionada. Estiramos del pie intentando acercar el talón a la nalga.

Como siempre respiramos de forma abdominal.

Repetimos con la otra pierna.

Recuerda volver a la postura normal siempre de forma lenta.

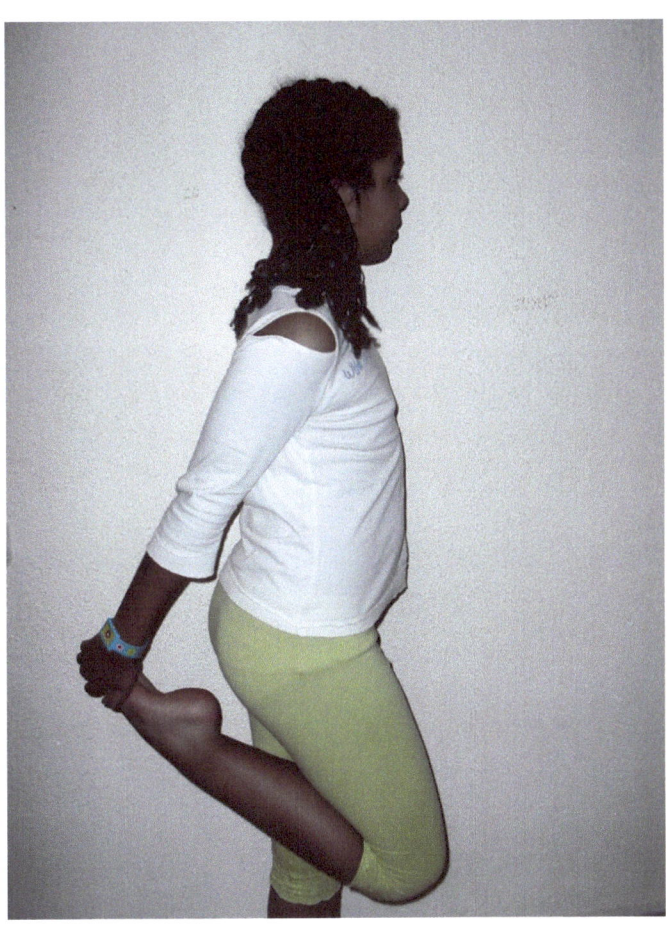

Autoestiramiento 6

Autoestiramiento de la cara delantera de las piernas y los pies.

Como en la foto, intenta sentarte sobre tus tobillos y respira de forma abdominal.

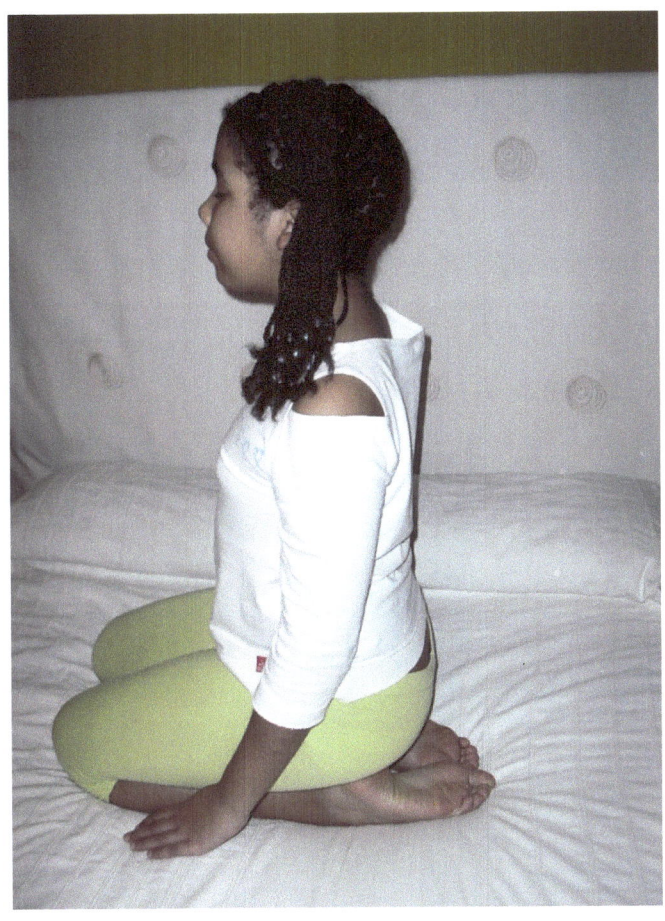

Autoestiramiento 7

Ahora vamos a aprender a estirar las plantas de los pies.

Fíjate bien cómo se han colocado los dedos de los pies en la imagen.

Al igual que en el ejercicio anterior, intenta sentarte sobre tus tobillos. Los pies tienen que estar juntos.

Respira de forma abdominal.

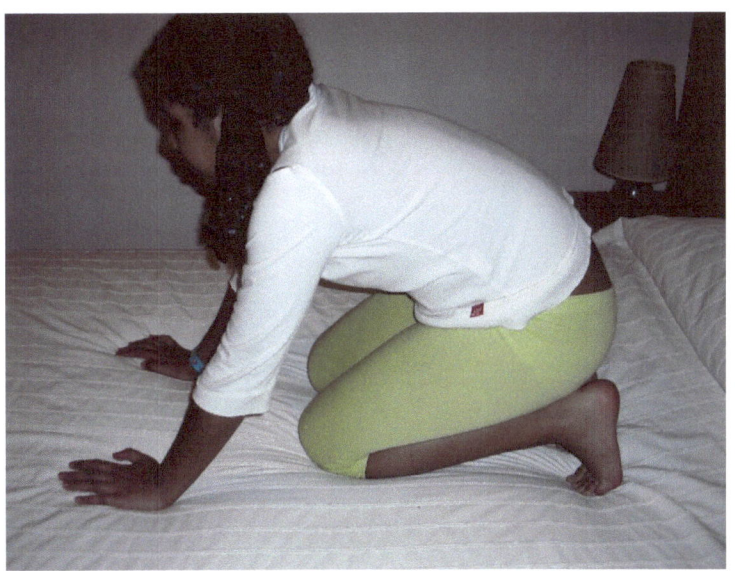

Este libro pertenece a una colección de cuentos, destinados a enseñar formas diferentes de tratar los dolores que tod@s tenemos en el cuerpo, y que van apareciendo a lo largo de la vida.

Practícalos tan a menudo como quieras.
Estás invitad@ a enviarnos tus experiencias a
mundoplayter@gmail.com

También puedes seguirnos en Facebook
www.facebook.com/mundoplayter o en el blog
www.mundoplayter.blogspot.com

www.ingramcontent.com/pod-product-compliance
Lightning Source LLC
Chambersburg PA
CBHW050912290526
45792CB00002B/791